NOTES CLINIQUES

SUR LA GRIPPE EPIDÉMIQUE DE 1889-90

ET PRINCIPALEMENT

SUR LES ÉRUPTIONS SYMPTOMATIQUES

OU

RASH DE LA GRIPPE

PAR

M. BARTHÉLEMY

Médecin de Saint-Lazare,
Ancien chef de clinique à l'hôpital Saint-Louis.

Extrait des *Archives générales de médecine*

PARIS

ASSELIN ET HOUZEAU, ÉDITEURS,
LIBRAIRES DE LA FACULTÉ DE MÉDECINE
Place de l'École-de-Médecine.

1890

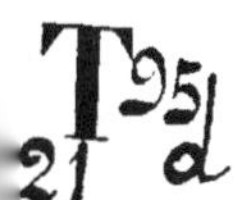

NOTES CLINIQUES

SUR LA GRIPPE ÉPIDÉMIQUE DE 1889-90

ET PRINCIPALEMENT

SUR LES ÉRUPTIONS SYMPTOMATIQUES

OU

RASH DE LA GRIPPE

NOTES CLINIQUES

SUR LA GRIPPE ÉPIDEMIQUE DE 1889-90

ET PRINCIPALEMENT

SUR LES ÉRUPTIONS SYMPTOMATIQUES

OU

RASH DE LA GRIPPE

PAR

M. BARTHÉLEMY

Médecin de Saint-Lazare,
Ancien chef de clinique à l'hôpital Saint-Louis.

Extrait des *Archives générales de médecine*

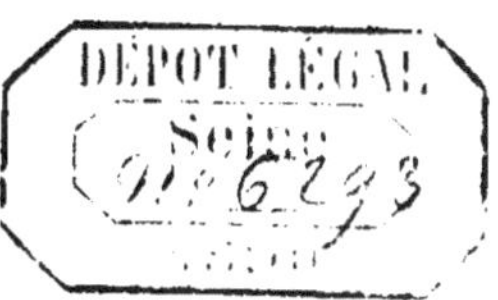

PARIS
ASSELIN ET HOUZEAU, ÉDITEURS.
LIBRAIRES DE LA FACULTÉ DE MÉDECINE
Place de l'École-de-Médecine.

1890

NOTES CLINIQUES

SUR LA GRIPPE ÉPIDÉMIQUE DE 1889-90

ET PRINCIPALEMENT

SUR LES ÉRUPTIONS SYMPTOMATIQUES

OU

RASH DE LA GRIPPE

I

Les premiers cas de *grippe épidémique* que j'ai eus à observer datent du 22 novembre 1889, les derniers du 12 janvier 1890. Dans ce laps de temps, j'ai traité 219 malades sur lesquels 75 ont dû et ont pu être suivis de près. Ces malades appartenaient à toutes les classes de la société et à tous les quartiers de Paris.

Je dis *grippe épidémique*, car il n'est pas douteux pour moi, de par la marche du mal, non moins que de par ses symptômes, que j'ai eu à observer deux cas *sporadiques de grippe vraie*, longtemps avant que l'épidémie éclatât; le premier au mois de mai, le second au mois de juin, constatés, l'un avec Millard, l'autre avec Hayem, sans que nous ayons, d'ailleurs, porté à cette époque d'autre diagnostic que celui de bronchite catarrhale. A l'appui de cette assertion, je signalerai non seulement le début brusque, l'anxiété extrême indéfinissable et pourtant sans cause appréciable par l'examen clinique, la toux quinteuse présentant une allure spasmodique et un timbre particuliers facilement reconnaissables, les névralgies très douloureuses et tenaces, la profonde asthénie, et enfin, dans la convalescence d'un de ces cas, une phlébite accompagnée de douleurs subites et d'œdème dans la jambe gauche. Ces cas se sont accompagnés de catarrhe bronchique intense, ont été d'une durée longue, six semaines environ pour une fièvre modérée de sept jours, non compris une convalescence qui a été pénible et d'une longueur égale à la maladie ; l'un a présenté une sorte de reprise : tous deux ont été d'une assez grande gravité. Cet ensemble de caractères permet d'affirmer rétrospectivement la réalité du diagnostic causal.

Mais il est un symptôme sur lequel je désire attirer l'attention ; il existait chez les deux malades en question, et je l'ai retrouvé par la suite chez la plupart des sujets atteints de grippe épidémique la plus manifeste : je veux parler de la *faiblesse* et du *ralentissement des battements du cœur*, et plus rarement de l'irrégularité, phénomènes observés chez des malades nullement cardiaques, bien entendu. Ce ralentissement, faisant tomber le pouls à 64 pulsations, à 60 habituellement, parfois à 56 et même à 44, me paraît être d'origine nerveuse ; il apparaissait au lendemain même de la chute de la fièvre, parfois dès le quatrième jour, plus tard si la fièvre se prolongeait.

Ce ralentissement se prolongeait lui-même pendant plusieurs semaines, et, quand il disparaissait, on pouvait annoncer que le reste de la santé ne tarderait pas à redevenir parfait. Dans un cas, il dura jusqu'au vingt-troisième jour et donna lieu, à ce moment encore, à une courte syncope. Cette atteinte portée au fonctionnement du cœur, dont la lenteur des pulsations ne tarde pas à témoigner, explique pourquoi l'état syncopal est un phénomène si fréquent du début de cet état infectieux.

La grippe, certes, est épidémique, mais, d'après les faits que j'ai observés, sa *contagiosité* ne me paraît pas contestable. Voici comment les choses se passaient généralement. La petite bonne prenait la maladie. Deux jours après, le petit enfant qu'elle soignait en présentait les symptômes. Venait ensuite le tour du second enfant, puis de la mère et enfin du père. D'un autre côté, c'est encore la femme de chambre qui a commencé, puis successivement, de jour en jour, cinq jeunes filles furent atteintes ; à la fin, la mère eut son tour.

Que de fois, dans le cours de l'épidémie, ai-je ainsi vu dans les familles un premier cas être suivi, à brève échéance, de plusieurs autres, et cela dans les 24, 36 ou 48 heures au plus. A mon avis, *s'il y a incubation*, cette incubation est de courte durée et ne dépasse pas 24 ou 36 heures. J'ai dû rapidement prendre le parti de faire isoler les malades. Pour ma part, je tiens la grippe, quoiqu'elle soit épidémique et, comme la fièvre typhoïde, non inoculable, pour une des maladies les plus subtilement contagieuses qu'il y ait, et je n'attribue pas à d'autres raisons qu'à sa diffusibilité extrême, la surprenante rapidité de l'extension de l'épidémie. Celle-ci a suivi le progrès des mœurs contemporaines : rapidité des transports, multiplicité des relations, etc., et il m'a paru que toutes les personnes qui étaient restées à l'abri des causes de contagion, avaient aussi traversé l'épidémie sans le moindre accroc à leur santé.

Un tuberculeux ayant des lésions pulmonaires avancées et anciennes fut emporté, le neuvième jour, d'une grippe asthénique peu fébrile (38,2), avec le complexus symptomatique de la bronchite capillaire. Ce malade présenta, dans les deux jours qui précédèrent sa mort, le type respiratoire de Scheyne-Stokes.

Parmi mes malades, il n'y eut que quatre vieillards ayant dépassé 70 ans. Parmi les jeunes enfants, il y en eut de 15 mois, de 2 ans 1/2, de 3 et 4 ans, de 5 et de 8 ans. Chez la plupart d'entre eux, la maladie était constituée par une fièvre de vingt-quatre à trente-six heures au plus. Un seul enfant, âgé de 5 ans, eut douze vomissements, puis de la diarrhée ; il eut de l'arythmie pendant plus d'un mois après la guérison. Il semble que chez les enfants la maladie soit réduite à sa plus simple expression, et qu'elle ne rencontre dans ces organismes, dont les tissus sont encore tous sains, aucune association microbienne capable de créer des complications,soit pulmonaires, soit gastro-intestinales, soit nerveuses.

Copland n'a-t-il pas soutenu, dès 1837, que la grippe par elle-même n'était composée que de fièvre, d'anxiété, de malaise indéfinissable et que les troubles nerveux et intestinaux comme les troubles pulmonaires, la bronchite comme la pneumonie, n'en étaient que des complications. Quoi qu'il en soit, mes petits malades ont présenté la forme bénigne, soit exclusivement fébrile, soit accompagnée d'un léger coryza et d'une trachéite sans gravité et sans durée.

Mon plus jeune malade avait 11 jours; il était fils d'une fonctionnaire d'un lycée de filles où, comme dans une foule d'établissements scolaires, l'épidémie était assez répandue. L'enfant succomba après quatre jours de maladie, avec tous les symptômes d'une bronchite capillaire. Il n'eut pas de fluxion de poitrine à proprement parler, car jamais la température ne dépassa 38°. Toutefois, ce chiffre est suffisant pour faire rejeter le diagnostic d'inanition porté *en mon absence* par un médecin-académicien connu pour ses travaux sur la thérapeutique. L'enfant était nourri par sa mère, primipare, mais bonne nourrice, ainsi que l'avait constaté le médecin-accoucheur.

A propos d'allaitement, j'ai vu la grippe, dans un cas, diminuer et modifier la sécrétion lactée dans des proportions notables constatées par Duclaux qui fit l'analyse du lait. L'enfant, âgée de 3 mois, n'eut pas la grippe de sa nourrice, mais elle fut arrêtée, par le fait, dans sa nutrition, et n'augmenta plus que de 8 à 12 grammes, au lieu des 22 à 30 grammes des mois précédents. Comme la nutrition n'avait pas repris son taux normal au bout de deux mois, la nourrice, malgré ses belles apparences, dut être changée.

Dans un cas, chez une femme nerveuse et déjà athéromateuse, le début se fit par un accès intense de fausse angine de poitrine : douleurs violentes, nées dans les doigts de la main gauche, remontant tout le long du bras et venant s'épanouir à la région précordiale. Au bout de trois jours de fièvre, survint une prostration complète qui dura dix jours.

Plusieurs des cas que j'ai observés se composèrent de douze à quatorze jours de fièvre, de seize à dix-huit jours d'autres phénomènes morbides, et nécessitèrent une convalescence d'une durée à peu près égale.

La convalescence fut plus longue encore chez une dame âgée qui vomit vingt-deux jours consécutifs pendant lesquels même une cuillerée à café d'eau glacée était rejetée. Ces accidents cessèrent d'ailleurs brusquement.

Une autre eut des névralgies dentaires si intenses qu'elle se fit arracher une dent encore saine. La névralgie persista, bien entendu, et arracha des gémissements à la malade pendant cinq ou six jours encore.

Un autre malade, après quelques jours de fièvre et de grippe légère, eut une névralgie sus-orbitaire et oculo-nasale gauche revenant tous les jours à midi, ne disparaissant que le soir et cela pendant trois semaines. Le malade parlait de se jeter la tête au mur quand la névralgie disparut brusquement.

Un autre, enfin, dont l'affection avait débuté par plusieurs syncopes, eut, après quelques jours de fièvre avec délire, excitation, rachialgie, douleurs fulgurantes dans les jambes, vertiges, etc., une névralgie intercostale gauche des plus pénibles sans fièvre, sans pleurite, sans même de bronchite, et ensuite, une douleur frontale semblant siéger dans le sinus gauche, qui fit le désespoir du malade à cause de sa durée : du 19 décembre au 7 janvier. La douleur disparut ensuite presque subitement.

Dans aucun de ces cas je n'ai constaté l'albuminurie.

Je pourrais prolonger l'énumération de ces symptômes que tous les praticiens ont constatés : à savoir l'angoisse du début faisant craindre la mort au malade, les fourmillements et l'engourdissement de la période d'état lui faisant redouter la paralysie, enfin, cette asthénie profonde morale et physique en disproportion si formelle avec les phénomènes morbides apparents. Mais je ne veux insister ici que sur certains phénomènes remarquables s'étant produits, soit du côté des muqueuses, soit du côté de la peau. Je signalerai tout d'abord les *hémorrhagies* :

Soit par les narines (4 cas; dans l'un, l'épistaxis a duré toute la nuit) ;

Soit par l'intestin (l'entérorrhagie a duré vingt-quatre heures chez un malade qui était guéri depuis plusieurs années d'un ulcère simple de l'estomac); ce fait semble démontrer ainsi que certains autres troubles nerveux, névralgiques, médullaires ou cérébraux, que l'influence nocive de la grippe, tout en étant généralisée, se manifeste d'une manière spéciale suivant les tares antérieures présentées par l'organisme de chaque individu malade.

C'est ainsi que les rhumatisants auraient plus facilement des douleurs névralgiques, les névropathes de la rachialgie, des douleurs fulgurantes, des troubles cérébraux; les dyspeptiques des vomissements ou des diarrhées, les catarrheux plus spécialement des complications pulmonaires, etc....

Chez deux de mes malades ayant été auparavant opérées pour des lésions utérines, il y eut des douleurs très violentes dans le bas-ventre et dans les annexes de l'utérus.

Des hémorrhagies eurent lieu encore par d'autres organes, telle est une hématurie; telle est encore une hémorrhagie cérébrale qui enleva le malade après deux jours de diarrhée et d'inappétence. Il s'agissait d'un cocher âgé de 45 ans, bien portant jusqu'alors, et qui ne se sentait pas assez malade pour interrompre son travail. Il mourut en quelques heures sans avoir repris connaissance, paralysé du côté gauche et avec tous les symptômes d'une hémorrhagie cérébrale.

Du côté de l'utérus eurent également lieu des fluxions suivies d'hémorrhagies.

Dans un cas, une fausse couche de deux mois déterminée par l'infection grippale, semble avoir été cause de la métrorrhagie. Dans un grand nombre de cas, les règles furent avancées et plus abondantes. « Elles coulent à flots, me disaient mes malades. » Cette perte de sang n'avait d'ailleurs aucune fâcheuse conséquence. Chez une jeune fille nullement nerveuse, mais sanguine et arthritique, le molimen hémorrhagicum détermina, en même temps que des règles prématurées, une fissure ombilicale par laquelle se fit une hémorrhagie légère deux jours de suite.

Deux de mes malades eurent, pendant quelques heures, des crachats sanglants sans complication pulmonaire ni pneumonie consécutive.

Enfin, dans deux autres cas, il y eut un purpura très net, très marqué des membres inférieurs, purpura qui dura une huitaine de jours, mais qui ne présenta aucun caractère capable de le faire distinguer d'un purpura de toute autre cause.

Je n'y insisterai donc pas ici, pas plus, d'ailleurs, que sur les diverses affections cutanées que j'ai observées au cours de la grippe épidémique, mais qu'on peut rencontrer dans de toutes autres circonstances, ces dermatoses étant le produit d'actions morbides surajoutées ou, suivant l'expression à la mode, d'associations microbiennes; tels sont : les furoncles, les anthrax, les abcès sous-cutanés, les orgelets, les herpès, soit du prépuce, soit des amygdales et du voile du palais (luette), soit des lèvres, soit même de la face : j'ai vu un cas d'herpès de l'angle interne de l'œil droit et de la paupière supérieure droite.

Je ne ferai également que citer deux cas de zonas : l'un de la cuisse gauche (zona crural), l'autre ayant la localisation vulgaire : le thorax. De même ne ferai-je que signaler le rappel d'eczéma antérieur, que j'ai constaté dans deux cas.

C'est aussi à cette catégorie qu'appartiennent, je crois, les lésions suppuratives signalées par Leloir et dont j'ai observé un seul cas (phlyctènes des doigts).

Mais, toutes ces lésions sont plutôt des coïncidences ou des complications banales que des phénomènes faisant réellement partie du cortège symptomatique de la maladie. Il n'en est plus de même des suivantes qui sont *directement causées par l'infection grippale* et qui en sont des symptômes tout comme les *rash*, dont elles se rapprochent d'ailleurs beaucoup, le sont de la variole. Comme le rash variolique, le *rash grippal* est un symptôme, mais un symptôme inconstant de la maladie : *Sur 219 grippes*, 14 *fois seulement j'ai observé des efflorescences cutanées*, méritant le nom de rash.

Comme le rash de la variole ou de la rougeole (et peut-être y en a-t-il aussi dans certaines scarlatines), le rash de la grippe se rencontre dans les formes graves aussi bien que dans les formes légères. Il n'a pas de signification pronostique. Toutefois, aucune éruption cutanée n'a, dans la grippe la valeur du rash inguinal (petit pointillé hémorrhagique bilatéral), qui a pour la variole une valeur diagnostique absolue.

J'ai constaté les rash dans les trois formes de la grippe : forme nerveuse, forme trachéo-bronchique, forme gastro-intestinale, mais plus rarement dans les deux premières que dans la troisième. Ils existaient dans des cas où la rachialgie ne s'était pas montrée et inversement.

Outre ces 14 cas d'éruptions cutanées, j'ai omis à dessein de compter 19 cas où la *peau s'est montrée uniformément rouge*, sans piqueté, d'un rouge foncé, vineux, avec des reflets bronzés, tuméfiée sans œdème pourtant, comme badigeonnée et presque luisante. Il n'y avait pas de rougeur aux oreilles, il n'y en avait pas non plus à la gorge; la langue était bonne, même s'il y avait vomissements ou diarrhée, les urines étaient claires, sans albumine. La peau était manifestement le siège d'une fluxion excessive, d'une congestion intense plus marquée peut-être à la face que sur les mains, donnant lieu à une sensation très pénible de chaleur et de tension. Il n'y avait pas, à proprement parler, d'éruption, il n'y avait que de la rougeur de la peau.

Dans le cours de l'épidémie, cet érythème me permettait de faire *à distance* et *immédiatement* le diagnostic de la maladie : le malade avait dû s'aliter, il avait une fièvre vive, les yeux brillants, le facies vultueux, parfois des vertiges, des bluettes troublant la vision par des taches décolorées, un malaise indéfinissable, et, de temps en temps, des coups de marteau partant de l'intérieur du cerveau et donnant, au dire du malade, la sensation très pénible d'une explosion interne. Puis, une détente subite se produisait, la suée commençait et on pouvait annoncer que les sueurs seraient profuses. Il s'agissait bien là de la grippe épidémique, fébrile, dans une forme dépourvue de trachéo-bronchite, pouvant donner lieu à des syncopes, à des nausées, à des vomissements, et très rarement à de la diarrhée, du moins dans les cas que j'ai vus. *C'était la vraie fièvre rouge* ou *fièvre pourpre*. Notons bien que la rougeur n'était pas la conséquence de la sueur, mais la précédait. C'était le premier stade de cette fluxion intense et soudaine qui allait se passer du côté des téguments et qui aboutissait parfois, comme chez l'un de mes malades, à 19 chemises et à 6 paires de draps, et comme chez un autre à 6 chemises avec gilet de flanelle et à 4 paires de draps, mouillés dans la nuit.

C'est chez des malades de ce genre, mais avec des poussées sudorales moindres, que j'ai observé 5 ou 6 cas de sudamina. Cet érythème disparaissait généralement dans les vingt-quatre heures. Je ne l'ai jamais vu durer plus de quarante-huit heures; il ne laissait après lui ni desquamation, ni aucune autre trace.

C'est plus spécialement chez des sujets robustes de 18 à 35 ans que j'ai constaté ces formes rouges grippales affectant généralement une évolution rapide, bénigne, dépourvue de toute complication, excepté dans un cas où j'ai vu les vomissements et la diarrhée succéder à la fièvre rouge. Consécutivement, le pouls était ralenti et la faiblesse assez considérable.

II

J'arrive maintenant aux *éruptions proprement dites ou rash.*

Les *symptômes éruptifs de la grippe* se présentent sous l'aspect morbilliforme et sous l'aspect scarlatiniforme. Il m'a été impossible de découvrir dans les antécédents et dans la marche de la maladie pourquoi ils surviennent dans certains cas, alors qu'ils font défaut dans d'autres cas, en apparence semblables aux premiers.

Deux fois seulement, chez des enfants de 4 à 7 ans, l'érythème morbilliforme, circiné et hémi-circiné s'est trouvé localisé exclusivement aux jambes, aux cuisses, aux fesses et aux avant-bras sans dépasser les coudes. L'affection n'était pas autre chose que la forme simple d'un érythème polymorphe, et s'est comportée comme telle. Comme ces faits ont été soumis à mon observation au début de l'épidémie, je ne les ai pas distingués tout d'abord de l'érythème polymorphe, bien qu'il n'y eût rien au front ni sur le reste du corps, croyant à de simples coïncidences, et ce n'est que plus tard, à cause de leur répétition sous des formes plus complètes, que j'ai pensé qu'ils devaient être directement rapportés à l'infection grippale.

Les autres éruptions furent franchement généralisées. Il s'agit de taches rouges disposées soit en petites plaques irrégulières, soit en îlots arrondis ou ovalaires, soit en demi-cercles entrecroisés les uns dans les autres.

Le début se fait par la face, puis le tronc est envahi, enfin les membres. Il y a en même temps un catarrhe des muqueuses, des conjonctives, des fosses nasales, de la gorge, et l'on pourrait croire à la rougeole si l'éruption n'avait pas brusquement marqué le début de la maladie et de la fièvre, si les taches rouges n'étaient pas moins saillantes, moins congestives, plus superficielles, si leur disparition n'avait pas été particulièrement rapide, si le défaut de toute desquamation n'attirait pas l'attention, si les sujets n'avaient pas tous déjà eu (et pour certains quelques mois à peine auparavant) la véritable rougeole, si, enfin, les autres symptômes concomitants de la grippe n'étaient pas là pour bien faire voir à quelle maladie on avait affaire.

J'en dirai presque autant de l'autre forme qui ressemble d'autant plus à la scarlatine que parfois elle s'accompagne de mal de gorge.

Dans quelques cas, l'angine a même pu être intense, pultacée, avec ou sans couenne herpétique. Mais là encore la durée de l'éruption, l'absence de desquamation cutanée, de dépouillement lingual, d'albuminurie et aussi le fait qu'on est entouré de cas de grippe sont de bons guides pour le clinicien. Jamais de muguet.

Dans un cas, l'érythème scarlatiniforme, après avoir disparu, revint le cinquième jour, et la fièvre, qui était tombée, reparut en même temps. Le reste de la maladie évolua comme une grippe qui, on le sait, est une maladie à reprises.

Dans deux cas, les éruptions ont été si franchement scarlatiniformes qu'il eût été bien difficile, sinon impossible, de faire exclusivement, par les caractères objectifs, le diagnostic différentiel. Et pourtant, je crois bien qu'il s'agissait de grippe et non de scarlatine même atténuée, même anormale. Je dois dire que je n'ai pas retenu ces malades plus de quinze jours à l'appartement à cause de l'asthénie, de l'inappétence que je voulais combattre, et qu'il n'en est résulté que des conséquences avantageuses pour les convalescents et pour leur entourage.

Dans un cas, l'éruption présenta quelques caractères spéciaux : il ne s'agissait pas de simples petites taches finement pointillées et réalisant l'aspect piqueté caractéristique de la scarlatine. On avait sous les yeux une éruption généralisée, mais exclusivement développée autour de tous les follicules pilo-sébacés, et rien que là. Le fait était manifeste, non seulement sur tout le corps, où la peau avait l'apparence franchement ansérine, mais surtout à la face dorsale des doigts, au niveau des petits bouquets pilo-sébacés, ainsi qu'on l'observe dans le pityriasis rubra-pilaire. Cette variété, plutôt *pityriasiforme et lichénoïde* que scarlatiniforme, n'eut, d'ailleurs, pas de gravité plus grande que les précédentes. Mais elle évolua moins silencieusement, dura plusieurs jours de plus, six ou huit jours environ, et se termina par une forte desquamation, marquée surtout au front. Le prurit était modéré, bien différent en cela de la dernière forme éruptive dont j'ai à vous entretenir.

Dans un cas seulement, j'ai observé une *éruption vésiculeuse*, localisée autour du cou, à la partie supérieure du dos, à la nuque où elle était surtout développée. Les vésicules, disséminées çà et là, bien isolées les unes des autres, au nombre de 100 à 150 environ, étaient, pour la plupart, du volume d'une tête d'épingle ; quelques-unes, une dizaine environ, avaient les dimensions d'une lentille, mais étaient saillantes et acuminées et non aplaties.

Il y avait en même temps un érythème papuleux et circiné des avant-bras qui ne dépassa pas les coudes et qui disparut en quelques jours. Presque toutes les vésicules étaient remplies d'une sérosité d'abord transparente, puis purulente.

Quelques-unes reposaient sur une base légèrement nodulaire et douloureuse à la pression, à la façon de petits furoncles. Au bout de quelques jours, la dessiccation eut lieu, la petite calotte vésiculeuse tomba ; tout rentra dans l'ordre dans l'espace d'une douzaine de jours. Mais, pendant ce temps, la malade, arthritique et nerveuse, se plaignit de démangeaisons continuelles extrêmement vives, causant de l'insomnie et même une véritable souffrance. Cette malade n'avait pas eu de sueur abondante, et il ne pouvait être question chez elle, pas plus de suette, de sudamina, que de toute autre éruption sudorale. Il semblait plutôt s'agir d'une éruption vésiculeuse et miliaire, analogue à celles qu'on a observées dans certains cas de fièvre typhoïde et qu'Hanot, notamment, a rapportées hypothétiquement à des décharges microbiennes. Dans ce cas, la grippe se comporta, d'ailleurs, comme dans les cas dépourvus d'éruption. Les douleurs furent violentes dans les reins (rachialgie véritable), dans les jambes, autour des côtes, comme cela eut lieu chez les rhumatisants et les nerveux.

J'ai déjà signalé le fait que le poison grippal semble porter à la peau (herpès, etc.) ; j'en trouve peut-être une nouvelle démonstration devant ce fait que la grippe rappela une forte poussée d'eczéma chez deux malades qui en avaient souffert quelques années auparavant.

Un certain nombre de cas de grippe se sont encore montrés dans le courant du mois de mars dernier sans qu'on puisse dire qu'il y eut retour de l'épidémie ; mais ils furent particulièrement légers et consistèrent en un court accès de fièvre, en de simples trachéo-bronchites assez tenaces, avec une toux plutôt quinteuse qu'humide, ne s'accompagnant au début, ni de douleurs dans les membres, ni d'angoisse précordiale, ne présentant pas de complications pulmonaires ni de prostration consécutives.

En même temps, mais non chez les mêmes malades, on put observer des *maladies éruptives spéciales* que, pour ma part, j'ai rencontrées surtout chez de jeunes enfants de 3 à 7 ans. Ces maladies, dont l'incubation semble être d'assez courte durée, étaient nettement contagieuses. J'en ai observé, pour ma part. 9 cas dans 4 familles. Les enfants furent tous pris, les uns après les autres, à trois jours d'intervalle. Dans quatre cas, les ganglions furent intéressés en de nombreux points, surtout le long du cou, aux angles maxillaires, et je crois bien m'être trouvé en face de cas de *rubéole*, comme ceux que Juhel-Rénoy, Talamon et Chantemesse ont communiqués, le 21 mars, à la Société médicale des hôpitaux : 3 cas chez les enfants et 1 cas chez la femme de chambre.

Dans les 5 autres cas, je crois bien plutôt avoir eu affaire à des *roséoles fébriles et contagieuses*. Les yeux étaient larmoyants (mais beaucoup moins rouges que dans la rougeole), les éternuements fréquents, l'éruption développée sans prodrome, d'abord à la face et surtout au front, s'étendit en quelques heures au tronc, puis aux membres. Que l'on tarde à examiner le malade, — et *on ne la trouvera plus qu'aux jambes*. — Sa disparition très rapide s'effectua en quarante-huit heures, et je pus laisser sortir les enfants sans inconvénient dès le sixième jour, après avoir constaté qu'il n'y eut, à aucun moment, d'albumine. La fièvre ne dura guère que vingt-quatre heures. L'éruption commença peut-être même avant la fièvre ; en tout cas, l'enfant, couché bien portant, fut trouvé rouge au réveil et couvert de petites taches irrégulières, du volume de grains de son, au plus de lentilles, très superficielles, sans aucune saillie, sans prurit, sans desquamation (les taches de la rougeole sont plus larges, plus épaisses, plus congestives) ; la maladie fut, en somme, d'une bénignité extrême et ne s'accompagne pas d'adénopathies.

En tout cas, ces deux dernières fièvres éruptives avaient des caractères aussi différents des érythèmes de la grippe que des grandes fièvres éruptives, telles que la scarlatine ou la rougeole, bien qu'il soit probable qu'en nombre de cas elles aient été considérées comme telles.

Les *éruptions grippales* ont été signalées par les auteurs anciens, tels que Van Swieten, plus récemment par Ozanam (1835) et par Récamier, qui, entr'autres formes, décrit (Acad. de méd., 14 février 1837) la *grippe éruptive*, ainsi que par les auteurs contemporains, Brouardel, Cézilly (thèse de Paris,

1890), etc. Mais c'est à dessein que je n'ai pas fait ici l'historique de la question, ayant voulu seulement relater ce que j'ai été à même d'observer, *de visu*, dans le cours de la dernière épidémie.

En somme, la grippe, dans un nombre assez restreint de cas (14 cas sur 219), s'est accompagnée d'efflorescences et d'éruptions cutanées que, je dois le dire en passant, les antécédents ne permettaient nullement de considérer comme des éruptions médicamenteuses. Le type morbilliforme m'a paru beaucoup plus fréquent (8 fois) que la variété scarlatiniforme (4 fois), plus un cas pityriasiforme et un cas d'éruption vésiculeuse. Il y a lieu de se demander si l'on était en présence de toxidermies, attribuables à des états infectieux encore mal déterminés, ces états infectieux étant venus compliquer certains cas de grippe comme la pneumonie, par exemple, est venue en compliquer certains autres ; notons en passant que les érythèmes polymorphes, en général, relèvent souvent de divers états infectieux. Ou bien, avait-on affaire, comme je le crois, à des *lésions cutanées symptomatiques de la grippe*, relevant directement de cette infection ? ces éruptions étant des symptômes non pas fondamentaux, mais simplement variables, en rapport avec une certaine localisation de l'agent infectieux. Ne peut-on vraisemblablement penser que le poison grippal peut déterminer du côté de la peau, des manifestations analogues à celles qu'y produisent, dans des proportions à peine plus fréquentes, le poison variolique, le poison morbilleux, et même le poison scarlatineux, ces manifestations étant connues sous le nom de rash ? Cela est d'autant plus admissible que l'infection grippale, comme la varioleuse et la morbilleuse, tout en étant généralisée, affecte, comme les précédentes, une notable prédilection tant pour les muqueuses que pour le système nerveux.

On peut enfin se demander si, dans les cas de *fièvre rouge*, de fièvre pourpre et d'éruptions vésiculeuses avec érythèmes que j'ai observés dans le cours de l'épidémie grippale, il ne s'en trouve pas qu'il faille rapporter à la fièvre dengue, ou bien si la fièvre dengue et la grippe ne sont pas une seule et même entité morbide. D'après les renseignements que j'ai pris près de personnes qui ont assisté à Constantinople à l'épidémie de dengue, les cas d'éruption dans cette dernière maladie, ont été rencontrés une fois sur dix environ. Il ne s'agit peut-être là que d'une influence de climat, d'alimentation ou de race, rendant les téguments plus ou moins sensibles ou aptes aux réactions vis-à-vis d'un même poison?

Ce serait donc simple différence de proportion et d'intensité et non pas différence de nature.

En tout cas, d'après les symptômes cutanés que je viens d'exposer, je ne puis me défendre de la tendance à croire à l'*identité de la grippe et de la dengue*. Je l'admettrais même formellement, de par mes observations, si les médecins de la marine et le Dr de Brun, qui sont à même d'étudier les deux sortes de maladies, n'avaient pas récemment protesté contre cette manière de voir. Je laisserai le soin de donner une solution définitive sur ce point à ceux qui sont mieux placés pour mener à bien de pareilles études, mais j'estime indispensable de poser de nouveau la question en indiquant nettement l'opinion qui me semble la plus rapprochée de la vérité.

N. B. — Au moment où je corrige ces épreuves (15-20 septembre 1890), je suis appelé à traiter quelques cas, tout récents, de trachéo-bronchite et de troubles gastro-intestinaux qui me semblent devoir être rapportés à la forme bénigne de la grippe épidémique : soudaineté de début, symptômes à grand fracas, guérison rapide, etc. Peut-être sont-ce là les avant-coureurs d'une nouvelle épidémie? Quoiqu'il en soit, ces cas de début sont fort bénins.

Paris. — Typ. A. Davy, 52, rue Madame.

A LA MEME LIBRAIRIE

ETUDES MEDICALES

DU

PROFESSEUR LASÈGUE

2 beaux volumes in-8.

Etudes biographiques.	*Etudes psychologiques.*
— de pathologie mentale.	*— cliniques.*

Prix. . . . . 25 fr.

Paris. — Typ. A. DAVY, 52, rue Madame.

www.ingramcontent.com/pod-product-compliance
Lightning Source LLC
LaVergne TN
LVHW052029170826
845678LV00018B/1307

* 9 7 8 2 3 2 9 6 4 0 1 4 3 *